AF396340

Dr René-Georges MANGENOT

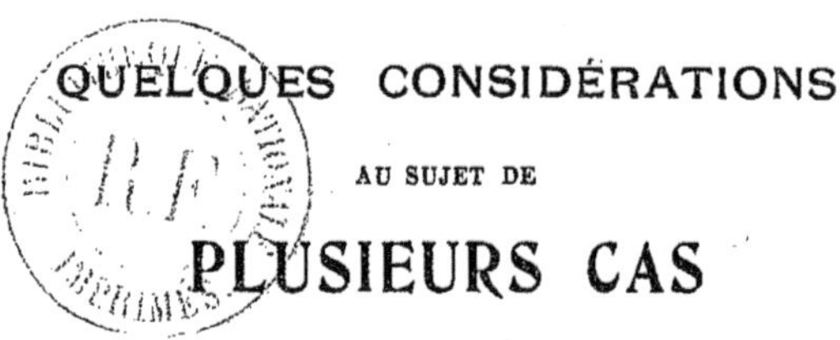

QUELQUES CONSIDÉRATIONS

AU SUJET DE

PLUSIEURS CAS

DE

Syphilides Malignes

Précoces

QUELQUES CONSIDÉRATIONS

AU SUJET DE

PLUSIEURS CAS

DE

SYPHILIDES MALIGNES PRÉCOGES

QUELQUES CONSIDÉRATIONS

AU SUJET DE

PLUSIEURS CAS

DE

SYPHILIDES MALIGNES PRÉCOCES

PAR

Le Dʳ R.-G. MANGENOT

LYON

IMPRIMERIES RÉUNIES

8, RUE RACHAIS, 8

—

1907

A MON PÈRE

A MA MÈRE

A MA GRAND'MÈRE

A MON ONCLE le docteur René MANGENOT
MÉDECIN PRINCIPAL EN RETRAITE

A mon Président de Thèse,

Monsieur le Professeur NICOLAS

A TOUS MES MAITRES

MEIS ET AMICIS

INTRODUCTION

Le sujet que nous nous proposons de traiter dans
cette thèse nous a été inspiré par M. le professeur
agrégé Février dont nous avons eu la bonne fortune de
suivre la clinique pendant quelque temps en qualité
d'externe. A la suite de plusieurs cas de syphilides
malignes précoces, nous avons pensé qu'il ne serait pas
inutile, quoique le sujet ne fût pas nouveau, de retracer l'histoire de ces manifestations graves de la syphilis, à propos desquelles s'élèvent à chaque instant de
nouveaux problèmes, surtout au *point de vue étiologique.*

Après un court aperçu historique de la question,
nous avons divisé notre sujet de la façon qui suit :
nous ferons d'abord la description des syphilides malignes précoces et de leurs variétés, en présentant
comme exemple plusieurs observations dont les unes
nous ont été fournies par M. le professeur Février et
les autres recueillies par nous-même. Nous étudierons
ensuite leur symptomatologie, le diagnostic, et surtout
les causes et le pronostic. Nous dirons enfin quelques
mots du traitement. Loin de nous la prétention d'avoir
fait un travail nouveau et original; heureux seulement
si nous avons pu faciliter des recherches à ceux qui
s'occuperont de ces questions si intéressantes.

Mais avant d'exposer notre sujet, qu'il nous soit permis d'offrir tous nos remerciements à M. le professeur Février.

Que M. le professeur Nicolas veuille bien agréer l'expression de toute notre reconnaissance pour l'honneur qu'il nous fait en acceptant la présidence de notre thèse, pour les conseils bienveillants qu'il nous a donnés et l'accueil si généreux qu'il nous a accordé. Nous remercions vivement MM. les professeurs Lannois, Courmont et Sambuc, qui ont bien voulu faire partie de notre jury de thèse.

Nous exprimons aussi tous nos sentiments de reconnaissance à MM. les professeurs Gross, Bernheim, Spilman, Fröhlich, Hergott, Rohmer, André, dont nous avons suivi les cliniques en qualité d'externe. Il nous ont prodigué les avis utiles et les bons conseils, et c'est toujours avec plaisir et intérêt que nous avons écouté leurs savantes leçons.

Nous prions tous nos maîtres de l'Université de Nancy d'agréer l'expression de notre profonde gratitude. C'est avec regret que nous quittons la Faculté de médecine.

HISTORIQUE

La syphilis, d'une façon normale, accomplit son évolution en trois périodes ou étapes à peu près distinctes. C'est la forme commune, qui ne dépasse jamais les limites d'une intensité modérée, tout au moins en ce qui concerne les premières manifestations constitutionnelles. A côté de cette forme commune, il en existe une autre d'une excessive gravité, digne de fixer l'attention et qui précipite sa marche de telle sorte que les périodes se confondent ; les accidents tertiaires apparaissent alors d'une façon précoce, en se mêlant aux accidents secondaires.

Parmi les manifestations multiples que présente cette forme, certaines frappent plus directement l'observateur, parce qu'elles atteignent le système cutané et se présentent aussi avec le plus de fréquence : ce sont les syphilides malignes précoces.

BAZIN, le premier, attira l'attention sur cette forme grave de la syphilis.

Puis de nombreuses observations furent alors publiées par ORY (1875), par TAYLOR, STIHZER, CAYLA, OTT, etc. HEURTELOUP (1876) publie, dans la *France médicale*, deux cas de syphilides malignes précoces.

En 1877, GILLÉ en publie un cas dans la *Gazette des hôpitaux*, sous le nom de syphilis galopante, avec des accidents cutanés associés à un état général mauvais.

Gouguenheim a observé à l'hôpital Lourcine, chez une femme, une éruption papuleuse qui survint deux mois après le chancre et dégénéra rapidement en syphilides ulcéro-crustacées. Les croûtes ostréacées recouvraient des ulcérations à fond rouge grisâtre, à bords taillés à pic.

Vers la même époque, en 1880, Krowezynski rapporte aussi un cas de ces syphilides malignes précoces développées, un mois et demi après le chancre, chez une femme de 30 ans. Le chancre avait pris une forme phagédénique et n'était pas guéri lorsque apparurent des syphilides ulcéreuses qui s'accompagnèrent d'un état fébrile intense. Ici, le facteur de gravité était *l'impaludisme*.

En 1882, Finger publie plusieurs cas intéressants de syphilides malignes précoces :

1° Une femme de 18 ans, *de constitution très délicate*, prend la syphilis. Pendant le premier mois, fièvre intense, phénomènes généraux graves. Éruption pustuleuse résistant au traitement, avec 40° de température. Au troisième mois, l'éruption se transforme en syphilides ulcéreuses.

2° Un homme de 30 ans, faible, tuberculeux, alcoolique, est atteint, six semaines après son chancre, d'une éruption pustuleuse, avec psoriasis plantaire et palmaire, suivie bientôt d'une nouvelle poussée.

Dans trois cas publiés par Cucca, il s'agit d'individus mal nourris, assez avancés en âge. La malignité de la maladie se traduit par l'éruption de syphilides ulcéreuses quelques mois après l'infection. Ces symptômes sont accompagnés d'une céphalalgie particulièrement intense, de troubles de la digestion, d'une fièvre violente persistante et d'un état très grave menaçant la vie des malades.

Nous ne pouvons guère terminer ce court exposé sans citer JULLIEN, FOURNIER, MAURIAC, qui se sont occupés de toutes les questions concernant la syphilis maligne.

C'est aux travaux de ces différents syphiligraphes que nous avons fait de nombreux emprunts pour le développement de notre sujet.

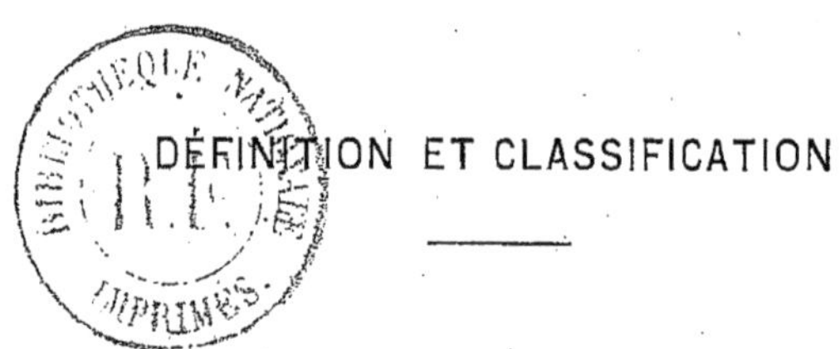

DÉFINITION ET CLASSIFICATION

———

Les syphilides malignes précoces sont les *manifestations cutanées* de cette *forme anormale* de la syphilis que nous appelons la *syphilis grave*.

D'après leur morphologie, elles appartiennent au tertiarisme.

Normalement, les *syphilides tertiaires* appartiennent à la série des accidents *tardifs* et constitutionnels. Mais on peut dire cependant qu'elles n'ont aucune date *fixe* dans l'évolution de la syphilis. Elles peuvent survenir des années, très longtemps après le chancre. Aussi ne peuvent-elles servir à caractériser d'une façon précise l'âge de la maladie.

La meilleure preuve qu'on en puisse donner c'est que des *éruptions identiques*, qui anticipent sur l'époque d'apparition habituelle de ces dermopathies, font explosion *immédiatement après l'accident primitif*, pouvant faire croire à leur aspect qu'il s'agit d'une vieille syphilis.

De plus ces éruptions, outre leur précocité, ont un *cachet spécial de malignité*, c'est pourquoi on les désigne sous le nom de *syphilides malignes précoces*.

Elles ont des tendances phagédéniques et cherchent à se généraliser.

Cette malignité se manifeste à une époque ordinairement très rapprochée du chancre, six semaines ou deux mois après son apparition, *devançant parfois la roséole ou la remplaçant.*

Dans certains cas cependant elle peut se manifester beaucoup plus tard, six mois, un an après l'accident primitif.

Ajoutons qu'elles sont destructives.

En outre la fièvre, l'amaigrissement, les faiblesses, la pâleur, l'anémie, la cachexie, accompagnent presque toujours leur apparition.

Nous pouvons ramener à deux types fondamentaux les éruptions d'origine spécifique *qui nous occupent dans ce travail :*

a) LES SYPHILIDES TUBERCULEUSES ;

b) LES SYPHILIDES TUBERCULO-ULCÉREUSES ;

Qu'on pourrait dénommer aussi le *type papulo-croûteux* et le *type ulcéro-croûteux.*

Car, à vrai dire, il n'y a pas de différences radicales formelles à établir entre la papule et le tubercule. Le tubercule n'est guère qu'une papule exagérée, amplifiée. Il ne se distingue de la papule que par les quatre caractères suivants :

« Il est plus volumineux que la papule. Il est plus consistant, plus ferme sous le doigt. Il est plus globuleux de forme, plus piriforme que la papule, laquelle est plutôt étalée, lenticulaire. Enfin, il est plus pénétrant dans le derme que la papule, plus profond. » (Fournier.)

Les deux types qui nous occupent : syphilides tuberculeuses et syphilides tuberculo-ulcéreuses, sont extrêmement voisins l'un de l'autre et très souvent associés et combinés en clinique. Ce sont des types frères.

En effet, ils procèdent l'un et l'autre initialement de lésions identiques qui divergent seulement plus tard comme évolution terminale.

Telles sont ces lésions dont nous voulons maintenant étudier les caractères cliniques.

a) SYPHILIDES TUBERCULEUSES

La syphilide tuberculeuse peut se présenter sous trois types, mais qui ne sont que des variétés topographiques de la même lésion :

Syphilide tuberculeuse éparse ;
Syphilide tuberculeuse groupée (forme usuelle) ;
Syphilide tuberculeuse en nappe.

Elle est constituée par un infiltrat néoplasique du derme qui évolue à l'état d'infiltrat solide, pour aboutir finalement à la résorption atrophique.

Examinés de près, ces infiltrats nodulaires, auxquels « on a conservé la vieille dénomination de tubercule », (Fournier) consistent en ceci :

De petites tumeurs enchâssées dans la peau. Ces tumeurs sont solides, consistantes, orbiculaires, légèrement convexes de surface. Leur coloration est rouge, d'un rouge brun qui rappelle le ton de la coupe du jambon fumé. Leur surface, lisse au début, devient dans la suite squameuse, croûteuse.

Ainsi constituée, la syphilide tuberculeuse reste en l'état sans modifications d'aspect, pour un temps toujours long.

Puis elle régresse, elle diminue de volume, se flétrit, s'affaisse, se résorbe et disparaît en laissant à sa place une macule pigmentée qui persiste plus ou moins long-temps. Finalement, à cette macule se substitue une tache blanchâtre un peu déprimée, d'aspect cicatriciel et plus ou moins apparente.

b) Syphilides tuberculo-ulcéreuses

C'est la forme la plus fréquente des déterminations cutanées d'ordre tertiaire précoce.

La syphilide tuberculeuse, destinée à devenir ulcérative, n'est rien autre initialement que la syphilide tuberculeuse sèche précédemment décrite.

Mais ultérieurement, l'analogie cesse entre les deux types, et la lésion « tourne à la gomme », suivant l'expression consacrée. C'est-à-dire qu'au lieu de rester sèche, ferme et solide, elle se désorganise, se ramollit pour aboutir finalement à l'ulcération.

Cette modification créant un sphacèle, c'est-à-dire un corps étranger, éveille une réaction commune de l'organisme constituée par un processus d'élimination suppurative.

De là résultent en dernière analyse deux éléments pathologiques nouveaux, à savoir :

1° Une *incrustation* en surface de la lésion, incrustation formée par la concrescence des produits liquides de l'élimination.

2° Une destruction, une ulcération.

De sorte que nous pouvons considérer dans la syphilide tuberculo-ulcéreuse trois éléments : une base d'infiltration néoplasique ferme et dure ; une croûte revêtant en surface tout ou une partie de la lésion ; en dessous de cette croûte, une ulcération.

La *base* est constituée par une prolifération surabondante de jeunes cellules qui infiltrent l'épaisseur du derme, en dissocient les fibres et affectent également les vaisseaux.

La *croûte*, au point de vue lésion, n'est rien, mais importe beaucoup au point de vue clinique, car c'est elle que nous apercevons et non pas l'ulcération qu'elle cache.

Très variable comme dimensions, puisqu'elle va de la dimension d'une lentille à celle d'une pièce de cinq francs, elle est généralement très épaisse, compacte, dure, enchâssée dans la peau. Elle est ronde de contour et comme teinte affecte généralement la coloration jaune verdâtre.

Elle affecte soit la forme conique ou en *patelle*, soit la forme caractéristique en *écaille d'huître*.

L'*ulcération* est susceptible de nombreuses variétés à tous égards : étendue, configuration, profondeur, coloration, fond, siège, aspect général, mais elle a malgré tout des caractères propres qui sont de nature à lui conférer une physionomie particulière. Ces caractères sont les suivants : c'est une ulcération de type circiné, excavée, à bords nettement et verticalement entaillés, adhérents, à fond bourbilloneux, jaune verdâtre.

La terminaison de l'ulcération peut se produire de deux façons : la cicatrisation sous la croûte par la chute successive d'une série de croûtes qui se remplacent les unes les autres en devenant de moins en moins épaisses au fur et à mesure que se produit la réparation de la plaie.

Ou bien la cicatrisation se fait à ciel ouvert, et l'on

assiste à la série des phénomènes suivants : détersion progressive de la plaie dont se séparent les enduits bourbillonneux et qui devient d'un rouge franc ; affaissement des bords, formation d'une zone de cicatrisation périphérique qui s'étend de proche en proche vers les parties centrales. Il reste une cicatrice indélébile à centre blanchâtre entourée d'une auréole très pigmentée, noirâtre. Cette cicatrice est en outre déprimée.

Les points où ce processus s'établit avec le plus de prédilection sont le cuir chevelu, la face ; puis viennent les membres inférieurs et supérieurs et le tronc.

CAUSES

Quelles sont les causes de ces syphilides malignes précoces ? Quels sont les facteurs qui déterminent une syphilis à se manifester sous une forme grave dès les premiers mois qui suivent l'infection ? La gravité dépend-elle de la force et de la qualité du virus ? Le siège du chancre initial a-t-il une influence sur la suite des accidents consécutifs ? Quelle est l'influence du terrain ?

Voilà tout autant de problèmes qui se posent à propos de la recherche des syphilides malignes précoces, problèmes qui ont de tout temps excité l'esprit investigateur des syphiligraphes, et qui n'ont pas encore reçu une solution complète et satisfaisante.

Dans toute infection il faut considérer deux choses : la graine et le terrain.

Voyons d'abord la question qui a trait à la qualité du virus. Pour M. le professeur Fournier, le facteur de gravité ne réside jamais dans *l'origine* de la syphilis. Une syphilis bénigne n'engendre pas forcément une syphilis bénigne, pas plus qu'une syphilis grave n'engendre une syphilis grave.

La provenance de la maladie en un mot, ne fait nullement sa qualité.

Bien contraire est l'opinion de M. le professeur Gemy,

d'Alger, qui, attribuant au traitement la propriété d'atténuer la virulence de la « graine », recommande « si vous devez contracter la syphilis, de la prendre à une source largement et longuement mercurialisée ».

Il nous dit dans la *Semaine médicale* de janvier 1898 : « En Algérie, la syphilis indigène présente un caractère bien connu de gravité où l'alcoolisme ne saurait intervenir. J'attribue cette gravité à ce fait que les indigènes contractent leurs syphilis à des sources non mercurialisées et par suite non atténuées. »

Cependant, voici ce que montrent le plus souvent les faits : une syphilis des plus malignes contractée à une source absolument bénigne; une syphilis normale et bénigne consécutive à la contagion d'un accident virulent provenant au contraire d'une syphilis excessivement grave. Pour avoir des documents plus concluants, il faudrait parvenir à démontrer que toujours une syphilis forte a déterminé chez les contaminés des syphilis fortes et que des accidents de peu de gravité succèdent toujours à l'inoculation par un sujet faiblement atteint.

Or il arrive la plupart du temps que dans les observations de ce genre, il se mêle des conditions d'hygiène, de tempérament, d'antécédents morbides, qui leur font perdre leur valeur démonstrative, au point de vue du problème qui nous occupe actuellement; souvent, enfin, les confrontations sont difficiles à effectuer.

Nous aimons mieux nous ranger à l'opinion que Fournier exprime dans la phrase suivante :

« La cause contaminante exerce-t-elle une influence sur tous les symptômes et l'intensité de la syphilis?

Cela, rigoureusement, serait possible ; mais dans l'état actuel de la science, rien n'est moins que prouvé. »

Quant à la question du terrain, il existe beaucoup plus de faits probants mis en valeur par l'observation.

A ce point de vue nous devons considérer :

1° *Les conditions physiologiques du malade :* âge, sexe, constitution, hygiène.

2° *Les conditions pathologiques :* diathèses, hérédité ; les maladies infectieuses, aiguës et chroniques ; les intoxications.

3° *Les caractères de l'accident primitif :* les caractères et la localisation du chancre.

4° *Le traitement institué :* immédiat ou tardif ; à trop petites doses ou suffisant.

L'*âge* est un facteur de gravité auquel Fournier attache une très grande importance. Tout le monde sait, en effet, comme est redoutable la syphilis du premier âge (la syphilis acquise, mais plus encore l'hérédo-syphilis qui est viscérale précoce). De même la syphilis qui survient après la cinquantième année revêt souvent un caractère des plus graves ; elle donne lieu très fréquemment au phagédénisme, à des éruptions profondes, confluentes, prenant rapidement le caractère tertiaire ; à des gommes précoces, à des affections nerveuses prématurées, à un état général qui aboutit vite à la cachexie.

Sous le rapport du *sexe*, il est à remarquer que le nombre des femmes éprouvées par la syphilis maligne est bien inférieur à celui des hommes. La statistique est frappante à cet égard. Sur 30 observations rapportées par Ory, il y a 20 hommes et 10 femmes seulement.

2 MA

Sur les 132 cas rapportés dans la thèse de M. Baudoin, il y a eu 22 femmes pour 110 hommes.

On pourrait donc conclure à la réalité de la moins grande fréquence des accidents tertiaires précoces de la peau chez la femme.

De quoi cela provient-il ?

C'est là une question assez difficile à résoudre. Cela tient-il à la constitution, au genre de vie, l'homme se trouvant beaucoup plus poussé que la femme vers l'alcoolisme, la débauche, ou se livrant à des travaux physiques beaucoup plus pénibles !

C'est fort possible. La misère sociale et la misère physiologique, en déprimant l'organisme, diminue ses forces de résistance et prépare le terrain à l'envahissement par le tertiarisme.

L'*hygiène* n'est pas indifférente non plus sur la marche de la syphilis. L'hygiène locale défectueuse favorise l'apparition des syphilides malignes sur certains points : à la vulve chez la femme malpropre. De même au scrotum et à la verge chez l'homme. Chez les ouvriers qui, par le fait de leur métier, présentent journellement à l'irritation une partie du corps, c'est sur ce point que se porte de préférence l'effort de la maladie. Tels les ouvriers qui manient des substances irritantes (maçons, peintres, mégissiers, etc.).

Pour ce qui est de l'hygiène générale, portant sur des conditions de vie défectueuses comme la misère, le surmenage physique ou mental, on la trouve très souvent dans l'étiologie du tertiarisme précoce.

Ce sont des influences dépressives qui agissent en amoindrissant les forces de l'organisme.

Surmenage cérébral, physique, vénérien. Irrégularité de vie ou d'habitudes.

Fournier nous dit : « Le surmené de la vie mondaine, le viveur, le noceur, le têtard est un prédestiné par excellence au tertiarisme. C'est un candidat aux trois catastrophes nerveuses : syphilis cérébrale, tabe, paralysie générale. »

Nous pourrions encore énumérer toutes les autres conditions défectueuses d'hygiène.

Pendant le siège de Paris, on remarqua la fréquence des syphilides malignes précoces, imputables au mauvais régime, aux privations, aux soucis moraux.

La *diathèse*, dit Bouchard, est un trouble permanent des mutations nutritives qui prépare, provoque et entretient des maladies différentes comme forme, symptômes, siège anatomique et processus pathologiques.

Ce n'est donc pas la maladie constituée, mais la modification du type physiologique qui permettra à la maladie d'évoluer.

Bouchard n'admet que deux diathèses : *tuberculose, arthritisme*.

Chacun de ces états détermine une physionomie particulière de la syphilis.

Dans la *scrofule*, dit Fournier, « la syphilis a une tendance à revêtir des formes humides et suppuratives ».

Réciproquement, une syphilis acquise dès le jeune âge prédispose aux tuberculoses cutanées ganglionnaires et à la bacillose pulmonaire.

C'est à cette diathèse que l'on doit ces types si fréquents dont Ricord, avec sa langue imagée, disait qu'ils constituaient des *scrofulates de vérole*, qui au point de vue pronostic combinent les fâcheuses influences de l'une et de l'autre affection.

La *diathèse arthritique*, diathèse par ralentissement de la nutrition, présente une diversité considérable de manifestations. Il en est de même pour la syphilis sur un terrain aussi vaste.

L'arthritisme prédispose d'une façon marquée aux affections nerveuses. C'est aussi à la diathèse arthritique que sont liées la *plupart des dermatoses*.

Dans le cas d'une *dermatose constituée*, la syphilis hâte les éruptions diathésiques.

Dans le cas d'une *dermatose en éruption*, la syphilis transforme *in situ* les éléments préexistants, en éruption spécifique, et la forme de la dermatose commande celle de la syphilis.

L'*hérédité* agit en créant des terrains modifiés sur lesquels la syphilis réagit de façon différente.

Mais nous ne pouvons pas conclure à une uniformité de marche suivant chaque terrain. Tout au plus pouvons-nous prévoir que l'affection a des chances de se manifester sous un aspect spécialisé.

Les *infections* constituent souvent une véritable cause d'aggravation, de malignité pour la syphilis. Mais d'un autre côté la syphilis réagit aussi. « La syphilis exalte les susceptibilités morbides. » (Fournier.)

Voyons d'abord les *infections locales*. A la peau, l'observation a maintes fois montré la transformation nécrotique et phagédénique des syphilides cutanées par infection due à l'association des différents microbes.

La blennorrhagie serait un facteur de gravité qui

appellerait les syphilides malignes précoces du côté de la région vulvo-vaginale.

Le retentissement des microbes pyogènes, associés au contage syphilitique et les toxines engendrées peuvent modifier les caractères des syphilides, en créant des modifications para-syphilitiques graves.

Les *infections chroniques*, telles que la *tuberculose*, aggravent d'une façon certaine la syphilis.

Les données que nous possédons sur l'influence réciproque de la tuberculose et de la syphilis sont nombreuses, et toutes les opinions sont unanimes pour reconnaître l'action néfaste de cette association.

L'*impaludisme* donne lieu aussi aux formes graves, précoces de la syphilis.

Dans la majorité des cas, la syphilis trouve un terrain très favorable à son développement chez le paludéen. De très nombreuses observations l'ont prouvé.

La principale cause doit être assurément la cachexie et l'hypoglobulie considérable qu'elle entraîne. D'après le docteur Lepers, de Roubaix, il y aurait en outre une action plus directe, une influence microbienne réciproque.

L'*intoxication* tabagique est relevée très souvent dans les antécédents de malades porteurs de syphilides graves précoces de la cavité buccale.

Mais l'*alcool* surtout joue un rôle de traumatisme et d'irritant. C'est *la cause la plus fréquente* de ces syphilides malignes précoces, de ces syphilis graves prématurées.

Fournier a d'ailleurs épuisé complètement la question

de l'alcool, et nous ne pouvons pas faire mieux que de citer ses conclusions :

« *L'alcool intensifie, exagère les manifestations cutanées de la syphilis*, à la fois comme confluence et comme modalité éruptive.

« 1° Il exagère le degré usuel de confluence des syphilides ;

« 2° Il réalise des types de syphilides malignes ;

« 3° Il réalise prématurément des syphilides de modalité tertiaire.

« Enfin l'alcool influe certainement sur la précocité des accidents.

« L'alcool réalise les syphilis toujours en action, à poussées multiples, incessantes, à jet continu. »

C'est dans cette forme qu'on voit de malheureux malades présenter coup sur coup, en dépit de tous les traitements, des manifestations spécifiques multiples, ne sortir d'une poussée que pour entrer dans une autre.

Témoin l'observation suivante tirée, entre plusieurs semblables, de Fournier.

Une jeune femme née de père alcoolique et fortement alcoolique elle-même en raison de sa profession d'inviteuse dans une brasserie, prend la syphilis en 1878. Syphilides secondaires intenses. En 1879, syphilide tuberculo-ulcéreuse (face et crâne) ; gomme au sein gauche, gomme au pied gauche.

En 1881, nouvelle invasion de syphilides tuberculo-ulcéreuses sur le visage et le cuir chevelu. *Durée deux ans.*

En 1885, récidive *in situ* de la syphilide tuberculo-ulcéreuse.

En 1887, nouvelle récidive.

En 1888, nouvelle invasion sur le visage de syphilides tuberculoulcéreuses. Tout le visage n'est qu'une plaie.

En 1889, deux nouvelles poussées *in situ* (mars et décembre.)

En 1890, deux poussées nouvelles (juin et décembre), toujours au même endroit.

En 1891, *dixième* poussée de lésions ulcéro-croûteuses sur la face et sur le crâne. (Fournier, *Traité de la syphilis*, tome I, fascicule II, page 840.)

Tel est le bilan de l'alcool et de la syphilis. Il se passe de tout commentaire.

La bénignité du chancre initial n'est pas une garantie d'avenir, les accidents les plus graves pouvant survenir chez les sujets dont la syphilis était annoncée par une petite ulcération chancreuse.

C'est aussi l'avis de Fournier, qui s'exprime ainsi à ce sujet : « La relation de forme comme bénignité ou comme gravité, entre le chancre et les accidents dits constitutionnels, n'a qu'un temps. Elle est indéniable entre le chancre et les premières poussées qui lui succèdent. Mais au delà elle n'existe plus..... Les accidents tertiaires les plus graves n'ont souvent eu pour point de départ que le chancre le plus petit, le plus bénin, le plus faiblement induré, le plus insignifiant.

« Le *siège du chancre* a été donné comme signe pronostique. Certains auteurs admettent que le chancre extra-génital est d'un pronostic mauvais, les autres que le siège n'a aucune signification.

« L'extra-génitalité d'un chancre n'est pas un facteur de gravité. Ce qui fait la gravité de la syphilis extra-génitale, c'est la plupart du temps le terrain sur lequel elle se développe. »

Il est prouvé que le *traitement* nul ou même insuffisant est une cause importante, qui prédispose aux syphilides malignes précoces, au tertiarisme prématuré.

Pour conclure, citons quelques lignes du docteur Queyrat : « Il faut garder rancune à Ricord d'avoir écrit d'une façon aussi inconsidérée sa phrase humoristique : Tous les hommes sont égaux devant la vérole.

« L'arthritique, le lymphatique, le tuberculeux, le surmené, le neurasthénique, et surtout l'alcoolique, ne sont pas égaux devant l'infection syphilitique.

« Chacun réagira d'une manière différente; chacun répondra suivant l'état de son organisme, suivant son tempérament et ses affinités pathologiques. »

OBSERVATIONS

Observation I

(Due à l'obligeance de M. le professeur Février. Juin 1907.)

Syphilides malignes précoces, ulcéro-croûteuses.

Joseph G..., 40 ans, coiffeur (Salle Saint-Hubert). Pas d'antécédents héréditaires. Comme antécédents personnels, G... ne se rappelle pas avoir eu de maladies de l'enfance. A l'âge de 14 ans, il eut, dit-il, une anémie de croissance qui le retint au lit un mois. A 23 ans, le malade fait une bronchite grave, compliquée d'hémoptysies, accompagnée d'un amaigrissement considérable. Cette bronchite dure pendant trois mois, le malade tousse énormément et expectore abondamment, surtout le matin. Mais, depuis cette époque, le malade est repris de sa bronchite tous les hivers. A 24 ans, il a une blennorrhagie. De plus, c'est un éthylique, qui fait des excès d'alcool régulièrement et depuis longtemps.

Il vient nous consulter le 22 avril 1907, à la Maison de secours, pour des lésions croûteuses, qu'il présentait surtout au niveau du bras gauche, de l'épaule gauche et à la région médiane de la lèvre supérieure.

Interrogé à ce sujet, le malade nous dit qu'il a remarqué, dans les premiers jours de janvier, une ulcération sur la partie moyenne du fourreau, avec retentissement ganglionnaire biinguinal très net.

Le malade n'y prête aucune attention et, sur les conseils d'un ami charitable, se contente de se laver à l'eau boriquée.

Actuellement, nous constatons une induration très nette du sommet droit, sur un homme très amaigri, légèrement cachectique. Il porte encore des traces de son chancre dans le sillon balano-prépucial et une pléiade inguinale bilatérale caractéristique. Sur l'avant-bras gauche, se trouvent six papules croûteuses dont les plus grosses ont la dimension d'une pièce de deux francs et les plus petites celle d'une pièce de cinquante centimes. Sur le bras, on en constate une très grosse (plus grosse qu'une pièce de cinq francs) avec une croûte épaisse jaune noirâtre, présentant des stries ostréacées très nettes et très visibles.

Toutes ces syphilides ulcéro-croûteuses ont un aspect circiné très marqué et sont entourées d'une zone inflammatoire.

Également, à la lèvre supérieure, le malade présente une syphilide en tout point semblable aux précédentes.

Enfin, notre malade porte les mêmes lésions dans le cuir chevelu.

Le 22 avril 1907, on institue un traitement intensif : piqûres hebdomadaires de calomel et iodure de potassium à la dose de 3 grammes par jour. On lui fait prendre, en outre, du vin de quinquina.

Le 30 avril, le malade se sent mieux, ses forces reviennent, l'appétit augmente tous les jours.

Le 4 mai, il est pris de diarrhées profuses, il est très affaissé, ne quitte plus son lit et ne veut prendre aucun aliment. On combat la diarrhée par le tannigène en même temps qu'on supprime complètement le traitement spécifique. Par contre, on lui fait prendre de l'arsenic et des pilules de strychnine.

Le 15 mai, le malade sort de sa torpeur, il mange mieux, ses forces reviennent. On se décide à reprendre le traitement mercuriel, mais les piqûres de calomel sont toujours très mal supportées.

Le 29 mai, notre patient va bien mieux ; les croûtes sont tombées, mais la syphilide de la lèvre supérieure a laissé une perte de substance, une sorte d'encoche à la partie médiane.

10 juin. — Le malade quitte la Maison de secours à peu près complètement guéri.

Il ressort clairement de cette observation que c'est d'abord l'*alcoolisme* du sujet la cause primordiale de ces manifestations graves et précoces. Vient ensuite une cause secondaire : la tuberculose, une infection chronique qui a mis depuis longtemps notre malade en état de moindre résistance.

Enfin, nous pourrions invoquer aussi son âge, 40 ans. D'ailleurs, il paraît beaucoup plus vieux, c'est un homme miné par les excès, par sa bacillose, par une infection chronique et une intoxication dont le début remonte à une vingtaine d'années déjà.

Il est bien évident, vu cette association de facteurs de gravité, que son économie appauvrie n'a pas pu fournir des matériaux nécessaires pour opposer une barrière suffisante à l'invasion générale des toxines syphilitiques.

Observation II

(Due à l'obligeance de M. le professeur Février. Juin 1907.)

Syphilides papulo-croûteuses.

F..., Jules, âgé de 30 ans, exerçant la profession de maçon (Salle Saint-Hubert).

Rien dans les antécédents héréditaires et, au point de vue personnel, rougeole à l'âge de 2 ans. Depuis, n'a jamais fait de maladies graves. Jusqu'à l'âge de 20 ans, il a mené une vie de débauches et fait de nombreux excès alcooliques.

Parti au régiment, il est envoyé aux compagnies de discipline, où il fait de nombreux excès alcooliques. Il ne contracte pas les fièvres et n'est jamais malade.

Revenu du service, il recommence à boire avec excès.

Comme antécédents vénériens, deux blennorrhagies, il y a quelques années, suivies d'orchite.

Depuis un mois et demi, le malade a remarqué, au niveau du gland, une écorchure qui ne guérit pas. Il vient consulter à la Maison de secours le 10 juin. Le coït infectant remonterait au 10 avril, à la suite de rapports avec une femme en carte de la ville.

Le malade n'a suivi aucun traitement.

État actuel. — C'est un homme de taille moyenne, assez bien constitué. Pas de signes de tuberculose. Tremblement éthylique très marqué. Splénomégalie.

A l'examen de la verge, on constate de la balanoposthite, et à la palpation, on sent nettement une induration à gauche, au niveau du frein.

Sur la partie droite du gland, au niveau du méat, existe une exulcération à base indurée. Pléiade biinguinale très nette.

Le malade présente en outre, sur le tronc et les bras, des macules de roséole bien marquées.

Sur la face antérieure du tronc, surtout à gauche du sternum, existent des syphilides papulo-croûteuses, dont la plus grosse a la taille d'une pièce de 50 centimes et la plus petite la grosseur d'une lentille. Ces lésions sont aprurigineuses.

On trouve aussi quelques syphilides papulo-croûteuses sur la paroi abdominale, à gauche de la ligne médiane, et sur la face interne du bras gauche. Également sur la cuisse gauche, à la face antérieure.

C'est surtout dans la région dorsale que les lésions ont atteint leur maximum.

Ces syphilides papulo-croûteuses atteignent, dans la région sus-épineuse gauche, la grosseur d'une pièce de 2 francs. Elles sont circinées et entourées d'une aréole inflammatoire.

Enfin, au niveau de la région frontale, le malade présente huit papules croûteuses, agglomérées, confluentes, dont la plus grosse atteint la taille d'une pièce de 50 centimes.

Il s'en trouve également dans le cuir chevelu, mais de plus petite taille.

Le malade est soumis aussitôt aux piqûres hebdomadaires de calomel.

Le patient est atteint de syphilides malignes précoces. Il est jeune, robuste, mais c'est un homme habitué depuis longtemps à des excès alcooliques. Nous pouvons conclure ici que cette manifestation tertiaire précoce de son infection est due un peu à de mauvais antécédents hygiéniques, à un début de paludisme et à une absence totale de traitement, mais surtout à une intoxication par l'alcool déjà ancienne, déjà prononcée.

OBSERVATION III

(Personnelle, mars 1907.)

Syphylides malignes précoces, tuberculo-ulcéreuses.

J... H..., âgé de 43 ans, travaille dans un bureau.

Parmi ses antécédents héréditaires, on trouve que son père est mort à 42 ans; il était atteint depuis sept ou huit années de tuberculose pulmonaire. Sa mère meurt quelques années après à la suite d'une pneumonie.

Au point de vue personnel, H... a été souvent malade pendant son enfance. Il a eu la rougeole, la scarlatine et des manifestations scrofuleuses multiples.

A 20 ans, il s'engage et fait son service en Afrique. Là, il contracte des habitudes alcooliques et consomme notamment énormément d'absinthe.

En 1887, il contracte une blennhorrhagie et un chancre mou suivi d'un bubon inguinal suppuré.

Quelques mois après il est obligé d'entrer à l'hôpital militaire pour des fièvres.

Rentré en France, il a encore plusieurs accès. Depuis quelques années il tousse tous les hivers. Les bronchites deviennent plus tenaces et plus fréquentes, et il a remarqué plusieurs fois de grands filets de sang dans ses crachats. Malgré la vie sédentaire qu'il mène et de nombreux avertissements, il continue à s'adonner à l'alcool, dont il fait quotidiennement une consommation excessive.

Au mois de mars dernier, il contracte un chancre présentant tous les caractères d'un chancre syphilitique, avec retentissement ganglionnaire énorme. Le lymphatique collecteur du dos de la verge est induré sur toute sa longueur et donne la sensation d'un crayon.

Son état général est très mauvais. Il est faible, cachectique, avec un teint terreux. Atteint de gastrite alcoolique, il ne se nourrit presque plus. La toux a augmenté. Il a eu des sueurs nocturnes et a maigri considérablement.

Traité aussitôt par des injections intra-musculaires de calomel, à raison d'une par semaine, et malgré tous les adjuvants employés pour relever son état général, apparaît au bout d'un mois une éruption pustuleuse sur les bras, les membres inférieurs et dans le cuir chevelu. Des syphilides ulcéro-érosives couvrent les amygdales et la luette du malade qui, malgré la défense, avait continué à fumer.

Les pustules crèvent et donnent issue à un pus qui se concrète en de larges croûtes ostréacées, dont quelques-unes atteignent la grosseur d'une pièce de un franc.

Le traitement est continué avec persévérance, local, spécifique et général, mais l'état du patient n'est pas brillant. Il est profondément anémié, l'appétit ne veut pas revenir, et les lésions persévèrent.

Vers la septième semaine cependant, les croûtes commencent à tomber dans les cataplasmes de fécule qui ont été appliqués.

Enfin, à la huitième injection de calomel, c'est-à-dire à la fin de la neuvième semaine, toutes les ulcérations sont presque guéries, la cicatrisation est à peu près complète.

Si nous jetons un rapide coup d'œil sur l'histoire de ce malade, nous voyons aussitôt que c'est un terrain tout prêt pour que le virus syphilitique y acquière une gravité exceptionnelle.

Il est âgé ; c'est un tuberculeux, de souche bacillaire ; un surmené, presque cachectique. C'est de plus un paludéen, et il a enfin contre lui, qu'il est intoxiqué depuis longtemps et profondément par l'alcool et les essences.

OBSERVATION IV

(Personnelle, avril 1904.)

Syphilides malignes précoces ulcéro-croûteuses.

X..., âgé de 34 ans. Rien du côté de l'hérédité.

Pas d'antécédents pathologiques personnels. Mais il s'alcoolise depuis quatre ans. Il boit deux à trois litres de vin par jour, deux ou trois petits verres, et surtout de nombreux apéritifs, notamment de l'amer et de l'absinthe.

L'accident initial de la syphilis apparaît en avril 1904. L'incubation avait duré vingt et un jours. Vers la fin d'avril apparaît une éruption de pustules grosses comme des lentilles et entourées d'une zone d'inflammation. Cette éruption se généralise à toutes les parties du corps. Les pustules crèvent et se recouvrent d'une légère croûte.

Après six injections de calomel son état redevient satisfaisant.

Quand, quelques semaines après, une nouvelle éruption encore plus forte que la précédente se produit.

Les pustules sont plus grosses, plus confluentes surtout et suppurent abondamment.

Le même traitement est institué, et au bout de la cinquième injection, le malade peut être considéré comme guéri de ses accidents.

En décembre 1904, X... présente une gomme de l'amygdale

droite. Cette gomme est ulcérée, à fond grisâtre, anfractueux, entourée d'un liséré rouge. Elle est à peu près grosse comme une noisette et son centre présente une perte de substance. Le début de cet accident remonterait à un mois environ. Or, depuis le mois d'août, X... a cessé absolument tout traitement et a recommencé à fumer avec une exagération manifeste.

Le traitement par les piqûres de calomel est aussitôt institué, associé au traitement à l'iodure de potassium, à raison de 3 grammes par jour.

X... guérit complètement en six semaines.

Ici, comme nous voyons, le facteur étiologique de cette syphilis grave précoce est certainement l'alcool, car on ne trouve aucune autre cause dans les antécédents du malade.

OBSERVATION V

(Personnelle, 1906.)

Syphilides malignes, papulo-croûteuses.

J. L..., ancien légionnaire, vivant à la campagne, est âgé de 54 ans.

Les antécédents héréditaires sont inconnus. Comme antécédents personnels, le sujet a eu les fièvres paludéennes en Afrique. Il est en outre légèrement alcoolique. C'est un homme bien musclé, vivant toujours au grand air et ne faisant plus d'excès d'aucune sorte depuis qu'il habite à la campagne. Le dernier coït remonte au mois de janvier. Vingt jours après, il avait un gros chancre, bien induré, dans la rainure balano-prépuciale.

Six semaines environ après, le malade remarquait une éruption de macules rouges disséminées sur tout le corps, mais surtout sur les membres inférieurs. Ces macules se transforment progressivement en larges papules, de dimension variant d'une pièce de 50 centimes à 1 franc. Ces papules, qui ont une couleur cuivrée et jambonnée caractéristique, sont recouvertes au centre d'une petite croûtelle blanchâtre. Au toucher, elles présentent une certaine induration.

Le malade est soumis immédiatement aux piqûres hebdomadaires de calomel et absorbe de l'iodure de potassium à la dose quotidienne de 3 grammes.

A la cinquième piqûre environ, ces grosses papules sont sèches, mais ne veulent pas disparaître. A la sixième, elles pâlissent et s'affaissent cependant.

Enfin, quand la première série de huit piqûres est terminée, ces lésions sont complètement guéries, mais elles ont laissé à leur place des cicatrices non déprimées, blanchâtres au fond.

Au point de vue étiologique, comme nous le voyons, ces syphilides malignes précoces sont dues d'abord à l'âge du malade. Il a, en effet, dépassé la cinquantaine et, quoiqu'il vive sainement à la campagne, nous retrouvons aussi et surtout dans ses antécédents le facteur aggravant : alcool.

Quelle conclusion pouvons-nous tirer de la lecture de toutes ces observations ?

La première chose qui nous saute aux yeux, c'est que nous retrouvons l'*alcoolisme* dans les antécédents de tous les malades dont nous venons de retracer l'histoire.

La majorité des syphilitiques contractent l'accident primitif entre 18 et 24 ans ; de très nombreuses observations l'ont prouvé. Très peu de ceux-là ont des manifestations graves *précoces*. Cependant dans le nombre il est facile d'en trouver plusieurs qui ont fait et continuent à faire des excès alcooliques.

Cela posé, sommes-nous donc en contradiction avec ce que nous venons d'affirmer plus haut ? Non, si la façon dont nous concevons ce problème est juste.

Il est rare qu'on fasse des excès alcooliques d'une

3 MA

façon continue avant 18 ans. De plus, l'organisme, au début, réagit convenablement contre l'intoxication, les reins éliminent assez vite le poison, et celui-ci n'a pas encore eu le temps d'imprimer la trace de son passage sur les différents organes. Mais à 30 ou 40 ans, l'intoxication remonte à longtemps, et l'alcool a eu le temps de mettre les organes en état de moindre résistance.

Dans toutes nos observations, nous remarquons que tous nos malades sont alcooliques *depuis longtemps*. L'infection syphilitique tombant sur cet organisme qui ne peut plus se défendre y fait alors des ravages effrayants.

Il en serait de même d'ailleurs de toute autre infection. Nous le voyons tous les jours à la clinique.

Il y aurait donc une certaine distinction à faire : ce n'est pas l'intoxication récente, mais l'alcoolisme ancien déjà, celui qui a imprimé son cachet sur le malade, qui serait véritablement la cause de ces manifestations graves et surtout *précoces*.

Et nous pouvons mettre en seconde ligne tous les autres facteurs étiologiques, tels que l'âge, les infections chroniques, les diathèses, la gravité ou le siège de l'accident primitif et l'insuffisance ou même l'absence de traitement.

SYMPTOMATOLOGIE ET DIAGNOSTIC

Nous passerons très rapidement sur la symptomatologie et le diagnostic qui ne doivent occuper qu'une place secondaire dans notre étude sur les syphilides malignes précoces.

La symptomatologie comprend des *symptomes subjectifs* et des *symptomes objectifs*. Ces derniers ont déjà été étudiés au chapitre II. L'invasion des syphilides malignes précoces ne se fait pas silencieusement comme celle des syphilides ulcéreuses tardives. Les *prodromes* se présentent ordinairement avec une *intensité plus grande*. Ils consistent en un malaise général, de la courbature, des céphalées opiniâtres, de la fièvre plus ou moins accentuée.

Le malade maigrit rapidement, pâlit, s'essouffle facilement, a des palpitations, phénomènes qu'on peut expliquer par l'anémie globulaire qui marque le début de toute syphilis constitutionnelle.

Cet état précède l'éruption, mais peut se prolonger et *même augmenter*, pour arriver quelquefois à *la cachexie*, comme nous le voyons dans plusieurs de nos observations.

On trouve disséminés sur toute l'étendue de la surface cutanée, en nombre et en proportions variables, la plupart des éléments éruptifs. Rarement l'éruption recouvre d'emblée toute la surface du corps, elle débute souvent par la face et le cuir chevelu, pour se répandre ensuite sur le tronc et les membres.

Les boutons initiaux se changent vite en ulcères croûteux qui fournissent un pus jaune verdâtre.

Au point de vue *diagnostique*, nous devons faire le diagnostic différentiel :

1° Des syphilides malignes précoces elles-mêmes avec les syphilides ulcéreuses tardives qui appartiennent à la forme commune ;

2° Des différentes variétés de syphilides précoces entre elles ;

3° Des syphilides malignes précoces avec les affections qui leur ressemblent le plus.

1° Le premier point est facile à élucider. Les syphilides malignes précoces s'accompagnent d'un état général grave. Et puis on peut encore découvrir, sinon la trace du chancre, du moins les ganglions, témoins qui n'ont pas disparu aussi vite que le chancre.

2° Les syphilides dont nous nous occupons ont des caractères communs, mais aussi des caractères différentiels. Pour les syphilides papulo-croûteuses, c'est d'abord la *coloration;* elles sont de couleur rouge sombre jambonné. La *consistance* en est ferme, dure, résistante.

Les syphilides ulcéro-croûteuses sont entourées d'une aréole rouge sombre, quelquefois pigmentée. Les croûtes sont de coloration foncée jaune verdâtre particulière, de forme ostréacée. L'ulcération enfin qui existe dans ce cas n'existe pas chez les précédentes.

3° Le diagnostic différentiel des syphilides tuberculeuses et ulcéro-croûteuses avec certaines dermatoses est plus délicat.

Parlons d'abord du diagnostic différentiel de ces syphilides avec les *dermatoses tuberculeuses* de forme correspondante.

Les deux maladies ont également un type sec.

De prime abord, il y a beaucoup d'analogie entre la syphilide papulo-croûteuse et le lupus tuberculeux de forme sèche. La physionomie générale de chacune de ces deux lésions est à peu près identique. Mais en les examinant de plus près on observe une *différence de couleur*. Le tubercule lupique est d'un rouge plus clair, tendant vers le jaune, bien différent du rouge jambon fumé du tubercule syphilitique. La *consistance* diffère également; le tubercule syphilitique est dur au toucher, tandis que le tubercule lupique est mollasse, moins rénittent et s'affaisse sous le doigt.

Si nous en venons aux formes ulcéreuses des deux maladies, nous retrouverons également de prime abord beaucoup d'analogie entre elles. Cependant à l'analyse, nous avons plusieurs caractères importants à relever.

L'aréole syphilitique est toujours d'un rouge sombre, tandis que l'aréole du lupus est rouge clair. Les croûtes qui recouvrent l'ulcération syphilitique ont des caractères absolument spéciaux : elles sont stratifiées, dures, foncées, de coloration verdâtre. Les bords qui entourent cette ulcération sont toujours accentués, durs, adhérents différant complètement des bords de l'ulcère lupique, qui sont au contraire peu accentués, mous et décollés.

Il y a enfin la configuration d'ensemble de la lésion.

La syphilis affecte toujours dans ses lésions une forme orbiculaire, circinée, tandis que les ulcérations du lupus s'étendent sans méthode, au hasard.

Un très grand nombre d'affections cutanées présentent des analogies objectives plus ou moins accentuées avec les syphilides tertiaires prématurées. Les étudier toutes dans ce chapitre de diagnostic différentiel serait empiéter sur le domaine de la dermatologie, nous nous contenterons de donner place ici et de ne citer que celles d'entre elles qui sont plus exposées que d'autres à donner lieu à des erreurs.

C'est d'abord l'ulcère tuberculeux de la peau, mais dont le fond rouge et bourgeonnant est nettement différent du fond jaune crémeux de l'ulcère gommeux.

C'est ensuite l'ecthyma qui simule parfois d'une façon étrange la syphilide ulcéro-croûteuse ; mais il s'en différencie à titres multiples par sa localisation, par ses conditions étiologiques et par son allure inflammatoire.

Puis l'épithéliome, l'acné nécrotique ou acné pilaire de Bazin, qui se distinguent de la syphilis par leur particularité de siège.

Enfin les iodurides, les bromides, qui se reconnaissent bien à la soudaineté de leur invasion et de leur développement ; et en dernier l'ulcère variqueux, qui a été souvent confondu avec les ulcérations spécifiques.

Ajoutons que le traitement « pierre de touche » institué d'emblée lèvera bientôt tous les doutes.

PRONOSTIC

La syphilis est toujours une maladie grave, car l'expérience a suffisamment démontré que lors même qu'elle débute avec les apparences les plus bénignes, elle peut réserver dans un avenir indéterminé les surprises les plus redoutables au malheureux qu'elle a une fois frappé.

Mais, étant donnée une syphilis qui revêt dès la première période une forme grave, quel avenir réserve-t-elle au malade ? Nous avons déjà laissé entrevoir que, suivant les cas, et même suivant les individus, la syphilis grave précoce se comporte différemment. On peut prévoir, d'après les nombreux accidents auxquels expose la syphilis maligne précoce, quelle doit être la gravité du pronostic. Il y a même deux pronostics à poser : celui du présent et celui de l'avenir.

L'intensité des troubles constitutionnels prodromiques et de ceux qui accompagnent l'éruption peut devenir assez grande pour constituer une véritable complication.

Tous les sujets n'offrent pas la même résistance. La mort peut en être la conséquence chez ceux qui sont vite épuisés par ces graves lésions cutanées.

Elle est alors produite par les progrès de la cachexie, ou par une lésion viscérale.

Citons à ce propos un cas rapporté par M. Dubuc (thèse Paris, 1874) : « La malade, âgée de 53 ans, fut emportée en moins de deux mois après le début d'une syphilide maligne papulo-croûteuse par une cirrhose hépathique lobulaire, ou cirrhose à gros grains, très différente de l'induration granulée des ivrognes ou induration à tout petits grains. »

La mort peut être produite aussi par des maladies intercurrentes telles que la pneumonie, l'érysipèle et les affections intestinales, surtout l'entérite avec diarrhées profuses, qui survient presque toujours dans les fièvres hectiques syphilitiques.

Nous venons de voir le pronostic immédiat des syphilides malignes en général; il varie cependant un peu suivant leur forme.

Les lésions ulcéreuses, si on les abandonne à elles-mêmes, peuvent produire les plus graves désordres. Et puis, elles criblent la peau du malade de plaies dégoûtantes qui font de lui un objet d'horreur. De plus, elles laissent des cicatrices indélébiles, qui, en subissant la transformation chéloïdienne, peuvent, suivant leur siège, provoquer de l'impotence fonctionnelle.

Enfin, les syphilides malignes précoces ulcéreuses ont une fâcheuse tendance à la récidive.

Le *pronostic d'avenir* à tirer de l'apparition de syphilides malignes précoces est beaucoup plus délicat à poser. Fournier s'exprime ainsi dans son traité sur la syphilis : « On a cru pouvoir inférer de certains signes empruntés aux périodes primaires et secondaires ce que doivent être les formes ultérieures de la maladie; on a voulu tirer l'horoscope de la vérole; de louables efforts ont été faits pour éclairer le pronostic d'avenir de la syphilis ; je regrette d'avoir à dire qu'ils n'ont guère avancé la question. »

Bien entendu, par pronostic d'avenir nous entendons « l'étape néfaste par excellence, celle où se donnent rendez-vous toutes les manifestations importantes et graves de la maladie : syphilis cérébrale, médullaire, artérielle, laryngée, pulmonaire, hépatique, rénale, qui contribuent à lui donner un aspect si redoutable ». (Fournier.)

Toutefois, s'il est vrai d'attribuer d'une manière générale un haut degré de gravité aux syphilides ulcéreuses précoces, il est des cas, et il faut le reconnaître, où les malades semblent devoir jouir des bénéfices d'une guérison solide et durable, sans qu'on puisse néanmoins rien affirmer de positif à cet égard.

TRAITEMENT

Quelles sont les indications que l'on doit remplir au point de vue du traitement des syphilides malignes précoces ?

Il y en a trois, toutes également importantes, qui s'adressent à la spécificité de la lésion, au pansement local des syphilides et à l'état général du malade qui est atteint.

De là la division toute légitime en trois parties que nous ferons de cette étude : traitement spécifique, traitement local, traitement général ou hygiénique.

I. — Traitement spécifique

Ce traitement, qui s'adresse aux syphilides malignes précoces, en tant que manifestations de la diathèse syphilitique, possède deux spécifiques :

Le mercure;

L'iodure de potassium.

Mais chacun des deux groupes de syphilides que nous avons décrits a son remède d'élection.

Pour la syphilide tuberculeuse sèche, le remède de choix, c'est le mercure, tandis que pour la syphilide ulcéreuse, c'est l'iodure. De nombreuses expérimentations l'ont prouvé.

Cependant, il est une médication supérieure, soit au mercure, soit à l'iodure, comme effets thérapeutiques, contre l'une et l'autre formes de ces syphilides, c'est la médication mixte, c'est-à-dire la combinaison des deux remèdes.

Mais, dans le cas de syphilides sèches, l'effort thérarapeutique principal devra procéder du mercure, et au contraire de l'iodure dans les cas de syphilides ulcéreuses.

De plus, les doses devront être d'emblée fortes et suffisantes, proportionnelles à la qualité des lésions.

Nous laisserons donc de côté le procédé par les pilules et les frictions, pour ne nous occuper que de celui des piqûres, qui est la méthode intensive par excellence.

Cette méthode consiste à injecter dans les muscles fessiers, assez profondément, des préparations mercurielles solubles et insolubles.

En tant que préparations insolubles, nous laisserons de côté l'huile grise, l'oxyde jaune de mercure, le salicylate de mercure.... etc., qui ne sont pas assez énergiques dans le cas qui nous intéresse, pour ne nous occuper que du calomel.

Les cas ne sont plus à citer aujourd'hui, où ce mode de traitement a fait merveille après échec de tous les modes de mercurialisation.

La préparation que nous avons employée à la Maison de secours de Nancy, et qui a toujours donné d'excellents résultats, est la suivante :

Calomel......................	1 gr. 50
Chlorhydrate de cocaïne...........	0 gr. 01
Huile de vaseline stérilisée........	15 gr.

On injecte 1 centimètre cube de la solution dans les muscles de la région fessière, soit 10 centigrammes de calomel. On répète l'opération tous les huit jours, en ayant soin chaque fois de changer de côté.

Il faut tenir compte, cependant, de quelques inconvénients qui ont été signalés à propos de cette méthode : douleurs, stomatites graves, désordres intestinaux, abcès, quelquefois embolies. Mais ajoutons qu'ils sont excessivement rares et peuvent être évités presque totalement avec une bonne technique.

« Les injections solubles possèdent une activité au moins aussi grande, plus facile à graduer dans ses effets, et leurs inconvénients sont infiniment moindres, pour ne pas dire nuls. Les principaux sels employés sont le biiodure de mercure (1 à 2 centigr. en moyenne par jour, jusqu'à 4, 6 et même 8 centigr. dans les cas exceptionnels), le sublimé (1/2 centigr. à 1 centigr. par jour), le benzoate de mercure (3 à 4 centigr. par jour), l'hermophényl (10 à 15 centigr. tous les trois ou quatre jours). Ces sels, mis en solution aqueuse par l'addition de NaCl pour le sublimé, de NAI pour le biiodure, de benzoate d'ammoniaque pour le benzoate de Hg, sont très bien supportés par les malades. Les injections peuvent être faites tous les jours aux faibles doses ou seulement tous les deux, trois ou quatre jours aux doses doubles, triples ou quadruples, sans inconvénients autres qu'une douleur très supportable. » (Nicolas.)

L'iodure de potassium sera donné en même temps que le mercure. Il peut être pris à doses assez élevées, qui sont même mieux supportées que les doses faibles. On le donne ordinairement à la dose de 3 à 4 grammes par jour, mais on peut aller jusqu'à 6, 10, 15 grammes et plus, lorsque le besoin s'en fait sentir.

En somme, ce qui est à prescrire lorsqu'on se trouve en présence de syphilides malignes précoces est ceci :

Contre une syphilide tuberculeuse sèche, mercure comme remède de fond, de premier rang, et iodure comme auxiliaire.

Et inversement contre une syphilide ulcéro-croûteuse, iodure comme remède principal et mercure comme auxiliaire.

II. — Traitement local.

Il est à peu près superflu pour les formes sèches ; on peut donc en épargner l'ennui aux malades. Cependant il n'est pas inactif et on ne doit pas le négliger dans certains cas rebelles. Il consiste en des frictions mercurielles *in situ*.

La médication topique, en revanche, est indispensable pour traiter convenablement les formes ulcéreuses.

Il faudra commencer par faire tomber les croûtes à l'aide de bains et de cataplasmes de fécule imbibés d'une solution faible de sublimé.

Une fois les croûtes tombées, nous aurons recours à la méthode occlusive et à la médication iodoformée associées.

On commence par saupoudrer légèrement l'ulcère d'iodoforme. Cela fait, il s'agit de fermer complètement la plaie à l'aide d'un taffetas mercuriel dit « taffetas de Vigo ».

Il faut, ponr être efficace, que l'occlusion soit complète. Pour cela, il ne s'agit pas de recouvrir l'ulcère d'un large disque de sparadrap, mais il faut découper dans le taffetas de petites bandelettes d'une longueur proportionnelle à celle de l'ulcération et d'une largeur ne dépassant guère 8 millimètres. On fixe ces bandelettes sur la plaie en ayant soin de les entrecroiser en X et de les imbriquer les unes sur les autres à la façon des tuiles d'un toit.

Toute la surface de la plaie doit être ainsi recouverte, avec empiètement de quelques millimètres sur les téguments périphériques.

Un pansement quotidien suffit.

III. — Traitement général

Les nombreux facteurs que nous avons énumérés à propos de l'étiologie interviennent d'une façon évidente pour aggraver la maladie ; ils modifient le terrain de telle sorte que les spécifiques seront sans effet, si on ne cherche pas à relever la constitution par un traitement général.

Cette médication est souvent aussi importante que les précédentes.

Recherchons les indications que fournit l'état général. Les malades sont faibles, adynamiques, épuisés, cachectiques. Relevons donc les formes par une médication tonique, dans laquelle entreront les ferrugineux, pour les anémiques, l'huile de foie de morue, les amers pour les scrofuleux, le quinquina pour les fébricitants, et l'arsenic pour tous, mais cette médication tonique devra être aidée par une hygiène réconfortante. Nous recommanderons au malade de mener une vie très régulière, d'éviter les veilles prolongées, les excès de table, l'air vicié, les fatigues, le tabac, et enfin surtout l'alcool. Nous lui recommanderons, en outre, l'hydrothérapie.

Nous ne voudrions pas terminer le chapitre du traitement sans dire à cette occasion quelques mots de *l'atoxyl* ou *anilarsinate de soude.*

Ce composé a été employé récemment, avec succès, dans de nombreux cas de syphilis, et notamment dans plusieurs cas de syphilides malignes précoces. On s'est servi de la solution à 10 °/₀, en injections intra-musculaires dans la région fessière ; la dose injectée a varié presque constamment entre 0,50 et 0,75 centigrammes, le nombre des injections renouvelées trois fois par semaine a oscillé entre cinq et neuf.

« L'action de ce médicament a été surtout frappante chez les malades atteints de roséole, de *syphides papuleuses*, *d'ulcérations tertiaires*... Chez des malades atteints de syphilis maligne précoce, que nous avons vus plusieurs fois en deux ans être affectés de lésions résistant à un traitement intensif par le mercure et l'iodure, des ulcérations grandes comme des pièces de vingt sous ont été complètement cicatrisées après la sixième injection de 0,75 centigrammes d'anilarsinate sodique. » (Dʳ H. Hallopeau.)

Malheureusement, ce médicament est toxique et donne souvent lieu à des accidents d'intolérance grave (vertiges, fièvre, anorexie, prostration, vomissements, névrites), que l'on peut difficilement éviter, en injectant les doses dont nous avons parlé plus haut.

Il y aurait donc lieu d'être beaucoup plus circonspect dans son emploi, et surtout de *ne faire usage de ce médicament qu'à doses bien moindres*, et en tenant compte de certains facteurs importants aussi dans l'apparition de phénomènes d'intolérance graves, facteurs tels que la nature du produit, l'âge du malade, sa taille, son poids, son état de santé générale. (Nicolas.) Mais, il est évident que dans certains cas rebelles au Hg et à KI, l'atoxil manié prudemment pourra rendre de grands services.

En résumé, la thérapeutique des syphilides malignes précoces doit être active, spécifique, reconstituante, dans le triple but de guérir les manifestations de la diathèse, d'en prévenir le retour dans la mesure du possible, et de donner à l'organisme le moyen de résister à de nouvelles poussées infectieuses.

4 MA.

CONCLUSIONS

I. Les syphilides malignes précoces sont des manifestations cutanées tertiaires anticipées et qui revê-
tent d'emblée un caractère grave.

Bazin, le premier, attira l'attention sur cette
forme de syphilis et depuis on a publié un assez
grand nombre de cas de ce genre.

On peut ramener à deux types fondamentaux
les syphilides malignes précoces, les tuberculeuses sèches et les tuberculo-ulcéreuses, et
dont le diagnostic est toujours à faire d'avec
d'autres lésions cutanées, notamment certaines
dermatoses tuberculeuses de forme correspondante.

II. Parmi les facteurs étiologiques interviennent le
grand âge, les infractions aux règles de l'hygiène,
les infections aiguës ou chroniques, l'insuffisance ou l'absence de traitement; mais la cause
primordiale de ces lésions est l'alcoolisme, comme
en témoignent les quelques observations qui
figurent dans ce travail.

III. Le pronostic immédiat des syphilides malignes
précoces est généralement grave, non seulement

à cause des lésions elles-mêmes, mais encore et surtout à cause des troubles généraux qui les accompagnent le plus souvent.

Quant au pronostic d'avenir, on ne peut ordinairement pas tirer à son égard de conclusions positives.

IV. On doit répondre à ces manifestations graves de la syphilis par un traitement approprié. On doit s'adresser à l'état général du malade et ne pas omettre la médication locale; mais la partie la plus importante de ce traitement est le traitement spécifique qui, pour être véritablement efficace, sera *intensif* et *mixte*.

L'expérience a montré que dans presque tous les cas, on est en droit d'attendre un bon résultat d'un traitement bien fait.

Dans certains cas rebelles à l'iodure de potassium et au mercure, on pourra avoir recours, mais *avec prudence, à l'atoxyl* ou *anilarsinate de soude*.

INDEX BIBLIOGRAPHIQUE

BAZIN. — Leçons théoriques et pratiques sur la syphilis et les syphilides, 1864.

ORY. — Recherches cliniques sur l'étiologie des syphilides malignes précoces. Paris, 1875.

HORTELOUP. — *France médicale*, 1876, page 693.

GOUGUENHEIM. — Syphilis maligne précoce. Leçon clinique faite à l'hôpital Lourcine et publiée dans la *France médicale*.

GILLÉ. — *Gazette des hôpitaux*, 1877, page 1145.

CUCCA. — Tre casi di sifilide galopp. (*Progresso medico*, 1888.)

RENAUD. — La syphilis au xv⁰ siècle. Paris, 1868.

BEAUDOIN. — Contribution à l'étude des syphilis graves précoces. Paris, 1889.

MAURIAC. — Mémoire sur les affections syphilitique précoces du système osseux. Paris, éd. Delahaye, 1872.

FOURNIER. — Chancres extra-génitaux, 1877. Les syphilis graves précoces. (*Gazette des hôpitaux*, 4 janvier 1894.)

— Des facteurs de gravité de la syphilis. (*Semaine médicale*, 1886.)

— Traité de la syphilis, éd. Rueff, Paris, 1901.

BARTHÉLEMY. — Pronostic général de la syphilis.

DARRIER-RIST. — Pronostic de la syphilis.

MARFAU. — Fatigue et surmenage.

JACQUINET. — Tuberculose pulmonaire chez les syphilitiques, Paris, 1895.

ROLLET. — (Dictionnaire Dechambre, tome XIV.) De l'influence des maladies et des diathèses sur la syphilis.

GAUCHER. — Le chancre et les syphilides cutanées et muqueuses, 1907.

Quinquaud et Ulmann. — Syphilis. grave des gens âgés. (*Annales de dermatologie.*)

Gemy. — Leçon d'ouverture de l'année 1887-1888 (Alger).

Nicolas (Lyon). — Maladies infectieuses.

Dr H. Hallopeau. — Sur le traitement de la syphilis par l'anilarsinate de soude. (*Revue scientifique*, 15 juin 1907.)

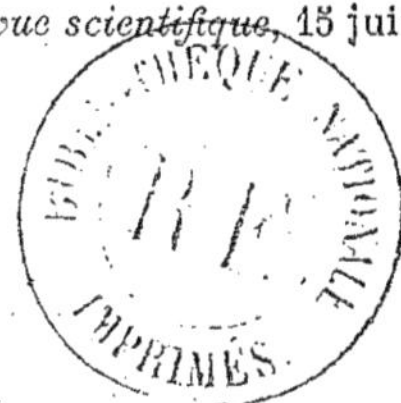